BEI GRIN MACHT SICH IHR WISSEN BEZAHLT

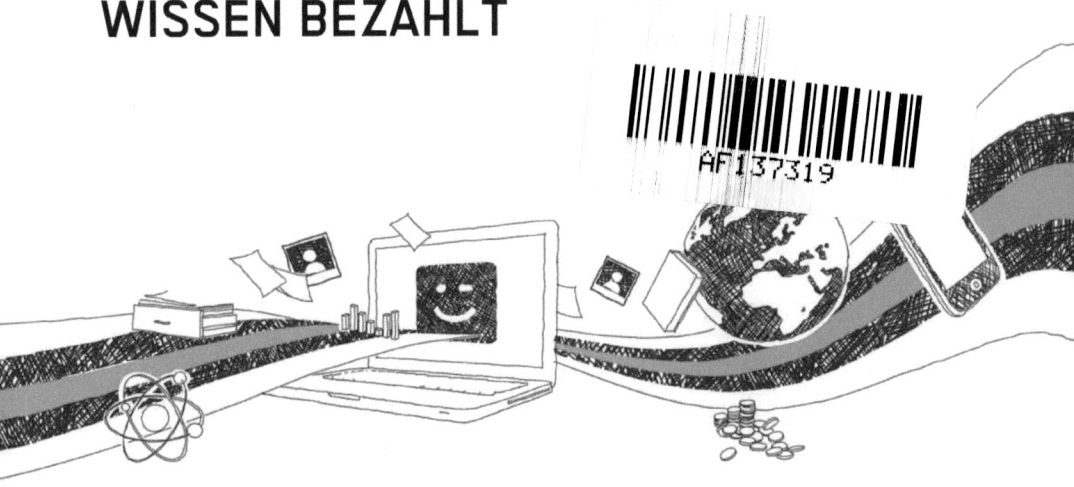

- Wir veröffentlichen Ihre Hausarbeit,
  Bachelor- und Masterarbeit

- Ihr eigenes eBook und Buch -
  weltweit in allen wichtigen Shops

- Verdienen Sie an jedem Verkauf

Jetzt bei www.GRIN.com hochladen und kostenlos publizieren

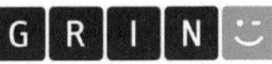

Janina Goldenstedt

Der Eva-Infarkt - Warum frauenspezifische Aufklärung wichtig ist

.

GRIN Verlag

Bibliografische Information der Deutschen Nationalbibliothek:

Die Deutsche Bibliothek verzeichnet diese Publikation in der Deutschen National-
bibliografie; detaillierte bibliografische Daten sind im Internet über http://dnb.d-
nb.de/ abrufbar.

Impressum:

Copyright © 2006 GRIN Verlag GmbH
Druck und Bindung: Books on Demand GmbH, Norderstedt Germany
ISBN: 978-3-638-66365-6

Dieses Buch bei GRIN:

http://www.grin.com/de/e-book/54959/der-eva-infarkt-warum-frauenspezifische-
aufklaerung-wichtig-ist

GRIN - Your knowledge has value

Der GRIN Verlag publiziert seit 1998 wissenschaftliche Arbeiten von Studenten, Hochschullehrern und anderen Akademikern als eBook und gedrucktes Buch. Die Verlagswebsite www.grin.com ist die ideale Plattform zur Veröffentlichung von Hausarbeiten, Abschlussarbeiten, wissenschaftlichen Aufsätzen, Dissertationen und Fachbüchern.

Besuchen Sie uns im Internet:

http://www.grin.com/

http://www.facebook.com/grincom

http://www.twitter.com/grin_com

Universität Bremen

Seminar:

Public Health als multidisziplinäre Problemanalyse:

Herzkreislauferkrankungen

Thema:

Der Eva-Infarkt

Warum frauenspezifische Aufklärung wichtig ist

Name:

Janina Goldenstedt

_____

_____

_____

 Studiengang:

Public Health

Semester:

1. Fachsemester

Der Eva-Infarkt

Warum frauenspezifische Aufklärung wichtig ist

1. Einleitung 3

2. Krankheitsbild 4

    2.1 Definition 4

    2.2 Ätiologie 5

    2.3 Prävalenz und Mortalität 6

3. Risiken und Schutzfaktoren 7

    3.1 Allgemeine Risiken (geschlechtsunspezifisch) 7

        3.1.1 Hypertonie 7
        3.1.2 Diabetes mellitus 8
        3.1.3 Fettstoffwechselstörungen 8
        3.1.4 Übergewicht 8
        3.1.5 körperliche Inaktivität 9
        3.1.6 Rauchen 9
        3.1.7 Stress 9

    3.2 Weibliche Schutzfaktoren 10

    3.3 Frauenspezifische Risiken 11

4. Unterschiede in Diagnose und Behandlung 12

    4.1 Höhere Sterblichkeit 12

    4.2 Akutbehandlung und Diagnosesicherung 13

    4.3 Behandlung 17

    4.4 Rehabilitation 19

5. Fazit 21

Anlage 23

Literaturverzeichnis 24

Der Eva-Infarkt
Warum frauenspezifische Aufklärung wichtig ist

1. Einleitung

Herzkreislauferkrankungen machen heutzutage etwa die Hälfte aller Todesfälle in Deutschland aus. Der akute Myorkardinfarkt steht dabei bei Männern an zweiter und bei Frauen an dritter Stelle der Todesursachenstatistik des Jahres 2004.

Dies mag für den Gesundheitswissenschaftler, der sich mit diesen Themen und Statistiken auskennt und auseinandersetzt nicht weiter überraschend sein, da sich die Zahlen seit Jahren nicht großartig verändern. Die einzig markante Veränderung zeigt sich darin, dass die Prävalenz von Herzinfarkten bei Männern sinkt und bei Frauen steigt.

Diese Tatsachen sind bei der Allgemeinbevölkerung jedoch kaum bekannt. Die Initiative Frauenherz hat im Jahr 2004 eine Emnid-Umfrage in Auftrag gegeben, bei der Frauen zum Thema Herzinfarkt bei Männern und Frauen befragt wurden. Das Ergebnis dieser Umfrage war erschütternd, die meisten Frauen hielten Herzinfarkte "für reine Männersache", 61% vermuteten mehr Infarkttodesfälle bei Männern und 82% vermuteten, dass Frauen nach einem Infarkt gleiche oder bessere Überlebenschancen als Männer haben (Initiative Frauenherz (10.02.2006), http://www.frauenherz.info/emnid-umfrage.asp).

Mangelndes Wissen ob des Risikos an einem Herzinfarkt zu erkranken, sowie die Unkenntnis über frauenspezifische Symptomatik führen dazu, dass erste Anzeichen eines Infarkts oft falsch gedeutet und fehlinterpretiert werden. Dadurch kommen Frauen später in ärztliche Behandlung und erleiden schwerere Infarkte mit einer höheren Komplikations- und Todesrate.

Da Herzkreislauferkrankungen in vielen Fällen durch eine ausgewogene Lebensführung mit ausreichender Bewegung, gesunder Ernährung und Stressbewältigungsmaßnahmen vermieden werden können, greifen Präventionsprogramme sehr gut. Vor diesem Hintergrund ist die vorliegende Arbeit entstanden. Sie soll die Dringlichkeit von frauenspezifischer

Aufklärung verdeutlichen.

Dazu wird zunächst das Krankheitsbild vorgestellt, dann werden die (Haupt-) Risikofaktoren vorgestellt und die Behandlungsmethoden. Diese natürlich jeweils unter dem frauenspezifischen Gesichtspunkt. Die Arbeit schließt mit dem Fazit, welches die Bedeutung der geschlechtsbezogenen Aufklärung nochmals unterstreicht.

Noch eine Formalität sei am Rande erwähnt: in einigen Fällen habe ich der Einfachheit halber die männliche Formulierung gewählt, spreche jedoch beide Geschlechter damit an. In den meisten Fällen ist jedoch eine geschlechtsspezifische "Ansprache" gewählt worden.

2. Krankheitsbild des Herzinfarkts

2.1 Definition

"Myokard ist die Bezeichnung für Herzmuskel, Infarkt der Begriff für Gewebetod aufgrund mangelnder Blutzufuhr und Myokardinfarkt, Herzmuskelinfarkt, das plötzliche Absterben von Herzmuskelgewebe aufgrund mangelnder arterieller Blutzufuhr. Letztere ist meist auf eine - durch Arteriosklerose (plaqueartige Ablagerung von Fett- und Fasergewebe in den Arterienwänden) bedingte - Einengung der Koronararterien zurückzuführen, die das Herz mit Blut versorgen. Da die innere Gefäßoberfläche durch die Verkalkung der Einlagerungen rau und brüchig wird, können sich Blutgerinnsel an der Arterienwand bilden und die gesamte Arterie blockieren" (Cheers et al.(2004), S.298).

Durch diese Blockade wird das nachfolgende Gewebe nicht mehr mit Blut und Sauerstoff versorgt und stirbt ab. Der Myokard hat nur eine sehr geringe Toleranz gegenüber Mangeldurchblutung und beginnt bereits nach wenigen Minuten unwiederbringlich abzusterben, sofern die Verstopfung bestehen bleibt. Herzinfarkte werden nach ihrer Ausdehnung (Größe) und Lage unterschieden. So gibt es neben großen und mittelgroßen Infarkten auch kleine oder Mikroinfarkte, die zum Teil stumm verlaufen, also keine

Beschwerden verursachen, und oft erst auf dem EKG sichtbar werden. Bezüglich der Lage wird zwischen dem Recht- und Linksherzinfarkt unterschieden, sowie zwischen Vorderwand- und Hinterwandinfarkt. In den meisten Fällen ist das Linksherz betroffen und hierbei dominiert der Vorderwandinfarkt. Das bei einem Infarkt abgestorbene Herzmuskelgewebe regeneriert sich nicht wieder und wächst auch nicht nach, statt dessen bildet sich festes, funktionsloses Narbengewebe (Bindegewebe). "Da dieses Gewebe an den mechanischen Aktionen des Herzens nicht teilnimmt, erschwert es die Pumparbeit des Herzens. Dies wird umso bedeutender, je größer die entstandene Narbe ist (Wollschläger et al. (2001), S.13)"

2.2 Ätiologie

Auch wenn es den Betroffenen oft so erscheint, taucht der Herzinfarkt nicht aus heiterem Himmel auf ohne vorherige Warnsignale.

Am Anfang steht die Arteriosklerose (auch "Atherosklerose"), die umgangssprachlich Arterienverkalkung genannt wird. Hierbei handelt es sich um eine chronisch fortschreitende Krankheit, die bereits in der Kindheit beginnen kann. Bei der Arteriosklerose führt eine "Ansammlung von Fetten in der Gefäßwand zur Bildung fettig-faseriger Ablagerungen (Plaques) und zu Kalkeinlagerungen" (Cheers et al. (2004), S.298) Diese Plaques werden von einer bindegewebsartigen Schicht überzogen, verhärten und es bilden sich neue Gefäßmuskelzellen innerhalb der Ablagerungen. Als Folge kommt es zu einer Verdickung der Gefäßwände. Wenn in den verhärteten Ablagerungen Risse entstehen, dann können sich Partikel lösen und Blutgerinnsel bilden. Diese Blutgerinnsel verschließen dann die bereits verengte Arterie, so dass die Blutzufuhr in das folgende Gewebe unterbrochen wird. Auch ein Aufbrechen der Plaques mit anschließender Blutung kann die Arterie verschließen (vergl. Siegfried et al. (2005), S.25). Die Arteriosklerose kann in allen Arterien des Körpers auftreten, betrifft aber "vorwiegend die Herzkranzgefäße, die Schlagadern in Hals, Brust, Bauch und Becken sowie die Arterien in Gehirn, Nieren und Beinen. Durchblutungsstörungen in diesen Blutgefäßen haben gravierende Folgen: koronare Herzkrankheit, Herzinfarkt, Schlaganfall, periphere arterielle

Verschlusskrankheit (PAVK), Demenz" (Bopp (2003), S.31).

Erst wenn die Gefäße bereits zu über 50% verengt sind (vergl. Eberhard-Metzger (2004), S.22), wird der Betroffene durch einen Angina-pectoris (Brustenge) Anfall auf die bestehende Durchblutungsstörung aufmerksam.

2.3 Prävalenz und Mortalität

Ein erster Schritt um die Bedeutung von Prävention und Gesundheitsförderung im Bereich Herzkreislauferkrankungen speziell für Frauen zu verdeutlichen besteht darin, das Mortalitätsgeschehen in Deutschland zu betrachten.

"Seit Mitte des 20. Jahrhunderts gelten Herzerkrankungen in den Industriestaaten als häufigste Todesursache" (Siegfried et al. (2005), S.15). Wie der Tabelle der zehn häufigsten Todesursachen (Anlage 1) zu entnehmen ist, steht der akute Myokardinfarkt bei den Männer an zweiter und bei den Frauen an dritter Stelle, wobei er jeweils nur von anderen Herzkreislauferkrankungen "überholt" wurde. Das allein 30% aller Todesfälle bei Frauen auf Herzkreislauferkrankungen zurückzuführen sind, bevor der Brustkrebs mit 4% überhaupt in der Statistik auftaucht, zeigt wie wichtig ein Umdenken in der Gesellschaft ist und offenbart eine der Aufgaben von Gesundheitswissenschaftlern (die auch in Zukunft noch Relevanz besitzen wird).

Die gefährlichste Komplikation, die nach einem Herzinfarkt eintreten kann und in den meisten Fällen tödlich verläuft, ist das Auftreten von Herzrhythmusstörungen wie zum Beispiel das Kammerflimmern. "Das Herz schlägt dabei rasend schnell, mehr als 300-mal in der Minute. Der Kreislauf bricht völlig zusammen, weil sich die Herzkammern durch das Kammerflimmern nicht mehr zusammenziehen können" (Bopp (2003), S.140-141). Ohne den sofortigen Einsatz eines Defibrillators ist dieser Zustand nicht beherrschbar und der Patient verstirbt (vergl. Siegfried et al. (2005), S.32, Bopp (2003), S.140-141).

3. Risiken und Schutzfaktoren

3.1 Allgemeine Risiken (geschlechtsunspezifisch)

Risikofaktoren werden in beeinflussbar und nicht beeinflussbar unterteilt.

Zu den Risikofaktoren der ersten Ordnung (beeinflussbar) gehören: Bluthochdruck (Hypertonie), Zuckerkrankheit (Diabetes mellitus), Fettstoffwechselstörungen (z.B. Hypercholesterinämie), Übergewicht, Rauchen, körperliche Inaktivität, falsche Ernährung und Stress. Hiervon bilden die vier erstgenannten zusammen das "metabolische Syndrom" (vergl. Siegfried et al.(2005), S.45)

Zu den nicht beeinflussbaren Faktoren (Risikofaktoren der zweiten Ordnung) gehören Alter, Geschlecht und genetische Disposition, also zum Beispiel bereits in der Familie vorgekommene Herzinfarkte. Gegen diese Risikofaktoren kann man nichts unternehmen, aber man kann durch Vermeidung oder Verringerung der Risikofaktoren der ersten Ordnung dafür sorgen, dass das Erkrankungsrisiko nicht steigt.

Das Vorliegen mehrerer Risikofaktoren führt dazu, dass sich das Risiko potenziert.

3.1.1 Hypertonie

Bluthochdruck gilt als größter Risikofaktor für die Erkrankung an Herzkreislaufkrankheiten und wird auch als "schleichender Tod" (Cheers et al.(2004), S.120) bezeichnet, da die Krankheit jahrzehntelang ohne Beschwerden fortschreiten kann und bei Diagnosestellung oft bereits schwerwiegende Schädigungen vorliegen. Als Hypertonie wird ein dauerhaft über 140/90mmHg liegender Blutdruck bezeichnet. Durch den erhöhten Blutdruck werden vermehrt Fett- und Cholesterinpartikel in die Gefäßwände gepresst, die dort den Prozess der Gefäßverkalkung beschleunigen (vergl. Wollschläger et al. (2001), S.28). Zudem schädigt der hohe Druck die zarten Arterienwände, die dadurch verletzlicher werden und leichter einreißen, was wiederum zu arteriosklerotischen Ablagerungen führen kann.

3.1.2 Diabetes mellitus

"Wenn das Blut zu viel Zucker enthält, bilden sich vermehrt freie Radikale. Das sind aggressive Sauerstoffteilchen, die extrem reaktionsfreudig sind und die Gefäßinnenwand schädigen, sodass kalk- und fetthaltige Ablagerungen" (mit den bekannten Folgen) "entstehen" (Bopp (2003), S.40). Darüber hinaus ist die Blutgerinnungsneigung erhöht, was die Arteriosklerose verstärkt. Durch eine Schädigung der schmerzleitenden Nerven des Herzens bemerkt der Betroffenen oft keine Warnsignale (Angina pectoris).

3.1.3 Fettstoffwechselstörungen

Hiermit sind erhöhte Bluttfettwerte, zum Beispiel die Hypercholesterinämie (erhöhte Cholesterinwerte im Blut, wobei das Verhältnis von LDL zu HDL von Bedeutung ist) und die Hypertriglyceridämie (erhöhte Triglycerid-Werte), gemeint. Hohe Blutfettwerte begünstigen die Entstehung und Entwicklung von Arteriosklerose.

3.1.4 Übergewicht

Neben "bedrückenden" Auswirkungen auf die Gelenke und den gesamten Bewegungsapparat sowie - höchstwahrscheinlich - auf das Selbstwertgefühl beeinflusst ein vorhandenes Übergewicht eine Reihe weiterer Risikofaktoren: "Es erhöht den Blutdruck um etwa 2 mm Hg pro zusätzlichem Kilo Körpergewicht, es erhöht die Konzentration des ungünstigen LDL-Cholesterins, der Harnsäure und der freien Fettsäuren im Blut, es senkt den schützenden HDL-Cholesterinwert und es begünstigt die Entstehung einer Zuckerkrankheit" (Wollschläger et al. (2001), S.29)
Übergewicht wird heutzutage nach dem Body-Mass-Index (BMI) bestimmt. Hierbei wird das Gewicht in Kilogramm durch die Körpergröße in Metern zum Quadrat geteilt. Bei einem BMI von 25-30 spricht man von Übergewicht, bei einem BMI von 30-40 von Fettsucht und ab 40 von schwerer Fettsucht.
"Die Ausbildung eines gefährlichen metabolischen Syndroms beginnt meist mit Übergewicht" (Siegfried et al.(2005), S.49).

3.1.5 körperliche Inaktivität

Dauerhafter Bewegungsmangel kann zahlreiche Folgen haben.
Neben einer verminderten Leistungsfähigkeit des Herzkreislauf-Systems
(was in der Folge zu Durchblutungsstörungen führen kann) droht eine
Verringerung des guten HDL-Cholesterins (das High Density Lipid bindet
überflüssiges Cholesterin im Blut und transportiert es zurück in die Leber, wo
es abgebaut wird). Darüber hinaus wird die Entstehung von Übergewicht
begünstigt.

3.1.6 Rauchen

Dass Rauchen die Gesundheit gefährdet und die Entstehung schwerer
Krankheiten begünstigt steht auf jeder Schachtel Zigaretten. Eigentlich sollte
diese Erkenntnis inzwischen bei jedem Bürger angekommen sein. Nichts
desto Trotz ist es gerade dieser Faktor, der für die steigende Prävalenz von
Herzkreislauferkrankungen gerade auch bei jungen Frauen verantwortlich zu
sein scheint. Beim Rauchen werden mit jedem Atemzug eine ganze Reihe
von Giftstoffen in den Organismus aufgenommen. Nikotin verengt die
Blutgefäße und führt zu Durchblutungsstörungen (Bopp (2003), S.44).
Kohlenmonoxid verursacht Gefäßverletzungen, erhöht die Blutgerinnung,
bindet sich an die roten Blutkörperchen und behindert dadurch ihre
eigentliche Funktion: Sauerstoff aufzunehmen und weiterzubefördern.
Dadurch kommt es zu einem Sauerstoffmangel in Gewebe und Organen
(ebd.).

3.1.7 Stress

Obwohl viele Menschen Stress für den ausschlaggebenden Faktor für das
Auftreten eines Herzinfarkts halten, ist Stress alleine genommen kaum ein
Risiko. Erst im Zusammenspiel mit anderen Risikofaktoren erhöht sich durch
Stress das Infarktrisiko (vergl. Siegfried et al. (2005), S.67).
Zunächst muss zwischen Eu- und Dis-Stress unterschieden werden. "Eu-
Stress - der gesunde Stress - ist erforderlich, um den Körper in einen
Spannungszustand zu versetzen, der es uns möglich macht, den alltäglichen

Anforderungen gerecht zu werden. Die im Körper gebildeten Stresshormone steigern Herztätigkeit, Stoffwechsel und Blutdruck, wodurch eine unspezifische Leistungsbereitschaft entsteht" (Siegfried et al. (2005), S.67). Mündet diese Leistungsbereitschaft nicht in adäquate körperliche Aktivitäten (Flucht oder Kampf), was in der heutigen Zeit die Regel ist, dauert die Stresssituation an und findet man keine geeigneten Stressabbaumechanismen, kann die Konzentration der Stresshormone (zum Beispiel Adrenalin, Noradrenalin und Acetylcholin) im Blut die Gefäße schädigen. Dies kann sich in einem Anstieg des Blutdrucks, des Blutzuckers und der Blutfettwerte äußern. Negativer Stress, zum Beispiel ausgelöst durch einen heftigen Streit, der zu einem massiven Blutdruckanstieg führt, ist manchmal der ultimative Auslöser für einen Herzinfarkt. Durch den erhöhten Blutdruck können Plaques einreißen und einen Arterienverschluss verursachen.

Grundsätzlich sind die Risikofaktoren, die zu Herz-Kreislauf-Erkrankungen führen können bei Männern und Frauen nahezu identisch. Allerdings fällt die Gewichtung bei den Geschlechtern unterschiedlich aus.
Zunächst jedoch werfen wir einen Blick auf die weiblichen Schutzfaktoren.

3.2 Weibliche Schutzfaktoren

Der Hauptgrund für die Unterschiedliche Prävalenz des Herzinfarkts bei Männern und Frauen ist das weibliche Hormon Östrogen, welches Frauen bis zur Menopause einen wichtigen Schutz vor Atherosklerose bietet.
"Vor den Wechseljahren bekommen Frauen selten Arteriosklerose, einen Herzinfarkt oder Schlaganfall. Vermutlich sind in dieser Zeit die körpereigenen Östrogene einer der wichtigsten Schutzfaktoren. Sie erhöhen das nützliche HDL-Cholesterin und verringern das schädliche LDL sowie die Triglyceride. Außerdem tragen sie dazu bei, dass die Blutgefäße elastisch bleiben. (...). Das erfordet eine hohe Anpassungsleistung des Herzens und der Arterien, die unter anderem durch einen höheren Östrogenspiegel im Blut ermöglicht wird. Darüber hinaus haben Östrogene antientzündliche Effekte, was einer Arteriosklerose entgegenwirken kann" (Bopp (2003), S.80-81).

Zur Aufrechterhaltung des Östrogenspiegels wird in einigen Fällen die Hormonersatztherapie angewandt. Diese hat auch nachweislich positive Effekte auf hormonbedingte Wechseljahresbeschwerden und auf das Osteoporoserisiko, jedoch keinen (wissenschaftlich nachgewiesenen) auf das Risiko für Herz-Kreislauf-Erkrankungen. Da die Therapie selbst einige gravierende Gesundheitsrisiken (Erhöhung des Risikos an Gebärmutterkrebs oder Brustkrebs zu erkranken) beinhaltet bzw. verstärken kann, sollte grundsätzlich immer eine individuelle Beratung, quasi eine "Kosten-Nutzen-Analyse", mit dem behandelnden Arzt durchgeführt werden.

3.3 Frauenspezifische Risiken

Bei der Betrachtung der oben genannten Risikofaktoren zeigt sich, dass einige bei Frauen schwerer wiegen und andere für Männer gefährlicher sind. Diabetes mellitus Typ 2 wirkt sich bei Frauen schwerwiegender auf das Herzinfarktrisiko aus: "diabeteskranke Frauen haben verglichen mit diabeteskranken Männern ein dreifach erhöhtes Risiko, eine Herzkreislauferkrankung zu erleiden" (Initiative Frauenherz (21.02.2006), www.frauenherz.info/risikofaktoren-frauen.asp).

Zusätzlich zu den vorab genannten Risikofaktoren gibt es noch einen, der nur für Frauen relevant ist: die "Pille".

Die Einnahme der "Pille" (hormonelles Kontrazeptivum) bringt nicht nur Vorteile mit sich. In vielen Fällen ist sie mit einer Gewichtszunahme verbunden oder kann einen Anstieg des schädlichen LDL-Werts verursachen. Eine Erhöhung der Thrombosegefahr und ein steigender Blutdruck wurden ebenfalls in Verbindung mit der Pille gebracht. Wenn sich hierzu noch das Risikoverhalten "Rauchen" gesellt, dann wird der Östrogenvorteil außer Kraft gesetzt. Diese Kombination ist für den Anstieg der Herzinfarktfälle auch bei jungen Frauen (vor der Menopause) verantwortlich.

4. Unterschiede in Diagnose und Behandlung

4. 1. Höhere Sterblichkeit

"Die Erkenntnis, dass auch für Frauen Herz-Kreislauf-Erkrankungen die bei weitem häufigste Todesursache darstellen, setzt sich nur ganz allmählich durch. Obwohl heute mehr Frauen an diesen Krankheiten sterben als durch Krebs, Unfälle und Diabetes zusammen, wird die Risikosituation von vielen Frauen immer noch nicht genügend ernst genommen" (Bopp (2003), S.37). Die höhere Sterblichkeit bei Frauen resultiert in erster Linie aus Unkenntnis. Die Unkenntnis über das weibliche Herzinfarktrisiko, die bei Frauen wie auch bei Ärzten noch stark verbreitet ist sowie Unterschiede in der Krankheitssymptomatik führen zu einer verspäteten klinischen Versorgung. Frauen müssen umdenken und sich bewusst machen, dass ein akuter Infarkt bei ihnen andere Symptome als bei Männern verursachen kann und oft schwerer verläuft.

Einer Studie an 1000 Herzinfarktpatienten macht deutlich, dass "das Risiko, einen akuten Herzinfarkt und die Reanimation vor Einlieferung in ein Krankenhaus nicht zu überleben, für Frauen um ein Drittel höher ist, als für Männer" (Siegfried et al. (2005), S.13). "Die Prähospitalzeit - also die Zeitspanne zwischen Auftreten des Herzinfarktes und Einlieferung in ein Krankenhaus, die für die Überlebensspanne bei einem Infarkt entscheidend ist - war bei Frauen mit 90 Minuten deutlich länger als bei Männern (76 Minuten)" (ebd.).

Die Symptome eines akuten Myokardinfarkts oder auch einer Angina pectoris sind (laut den gängigsten Lehrbüchern und medizinischen Lexika):

- Engegefühl, wie ein Schraubstock um den Brustkorb
- stechender Schmerz, der in den linken Arm und den Kiefer ausstrahlen kann
- Vernichtungsgefühl
- Todesangst
- Blässe.

Diese Symptome sind typisch, jedoch eher typisch männlich.

Eher typisch weibliche Symptome für den Infarkt sind unspezifischer und führen dazu, dass andere Diagnosen getroffen werden:

- Rückenschmerzen
- Übelkeit
- Erbrechen
- Kurzatmigkeit
- Erschöpfung und Müdigkeit.

Oft werden diese Symptome Magen-Darm-Erkrankungen zugeordnet, auf Stress geschoben, oder es werden psychische Probleme und damit verbundene psychosomatische Beschwerden vermutet.

Da Frauen sich des bestehenden Risikos für einen akuten Myokardinfarkt nicht bewusst sind warten sie viel länger bis sie einen Notarzt rufen. Oft warten sie sogar bis zum nächsten Tag, um dann zum Hausarzt zu gehen, der mittels EKG (Elektrokardiogramm) einen erlittenen Herzinfarkt entdeckt.

Auch die Tatsache, dass Frauen im höheren Lebensalter öfter alleine leben, also niemand da ist, der bei einem akuten Anfall ärztliche Hilfe alarmiert, ist ein möglicher Grund für die Übersterblichkeit in der Prähospitalzeit, da es dann allein darauf ankommt, wann die Frau erstens die Situation und ihre Symptome richtig deutet und wann sie zweitens in der Lage ist den Notruf zu tätigen.

Bei einem Herzinfarkt zählt aber jede Minute. Je früher die richtige Diagnose gestellt wird und je schneller mit der Behandlung begonnen wird, desto mehr Herzmuskulatur kann gerettet werden.

4.2 Akutbehandlung und Diagnosesicherung

Neben den im Folgenden vorgestellten Diagnoseverfahren, gibt es noch weitere. Um den Rahmen diser Arbeit nicht zu sprengen, beschränken sich die Ausführungen auf die drei meistverwandten und bekanntesten Verfahren.

Die Diagnose eines akuten Myokardinfarkts findet in der Regel über ein EKG, "das bei rund 80 Prozent der Betroffenen typische Veränderungen zeigt" (Eberhardt-Metzger, (2004) S.47) und eine Blutuntersuchung statt.

Mit der Blutuntersuchung kann ein frischer Infarkt schneller und eindeutiger als mit dem EKG diagnostiziert werden, da es bei letzterem "manchmal Stunden oder sogar Tage" (Bopp (2003), S.143) dauern kann, bis ein eindeutiger Befund erkennbar ist. Im Blut können "Eiweißstoffe, die von absterbenden Herzmuskelzellen freigesetzt werden" (ebd.) , die Enzyme Troponin I oder T, nachgewiesen werden. Mit Hilfe dieser Enzyme können Aussagen über den Zeitpunkt des Infarkts sowie seine Ausdehnung treffen lassen.

"Das Elektrokardiogramm (EKG) kann Veränderungen der Herzströme feststellen, indem es die elektrischen Impulse des Herzens misst, welche die Herztätigkeit steuern (DSL (2005), S.11)".
Es gibt zwei Arten der EKG Untersuchung: das Ruhe- und das Belastungs-EKG. Beim Ruhe-EKG liegt der Patient und es lassen sich "Herzrhythmusstörungen und unter Umständen bedeutsame Herzklappenfehler ausfindig machen. Außerdem zeigen typische Abweichungen von der Normalkurve, ob und in welchem Gebiet schon einmal ein Herzinfarkt stattgefunden hat" (Girndt et al. (2003), S.35). Wie erwähnt, können Herzinfarkte auch stumm, also ohne Symptome, stattfinden und werden oft erst zufällig bei späteren EKG Untersuchungen bemerkt. Für die Bestimmung des akuten Infarktrisikos ist das Belastungs-EKG aussagefähiger als das Ruhe-EKG, weil es Aussagen über das Verhalten des Herzen und Pumpleistung unter Belastung ermöglicht.

Bei beiden Verfahren hat sich jedoch eine sowohl eine geringere Testsensitivität als auch Testspezifität für Frauen herausgestellt. Das Belastungs-EKG "liefert bei ihnen fünf- bis zwanzigmal häufiger als bei Männern falsch positive, aber auch falsch negative Resultate" (Bopp (2003), S.53). Als Gründe werden mögliche Unterschiede in der Anatomie und Physiologie des Herzens bei Mann und Frau diskutiert (vergl. Koordinationsstelle Frauen und Gesundheit NRW (2005), S.9).

Weiterführende Untersuchungen können sein: die Myokard-Szintigraphie, das Stress-Echokardiogramm und die Herzkatheteruntersuchung, die lange Zeit als "Goldstandard" galt. Auch bei diesen Untersuchungen gibt es Unterschiede in der Sensitivität und Spezifität bei Frauen.

Mittels einer schwach radioaktive markierten Substanz wird bei der Myokard-Szintigraphie die Sauerstoffversorgung unter Belastung gemessen. Mit einer Spezial-Kamera wird die Anreicherung des radioaktiven Materials im Herzen gemessen (vergl. Girndt et al., Bopp). "Die freigesetzte Strahlendosis der bei dieser Untersuchung verwendeten radioaktiven Substanzen entspricht etwa der einer Röntgenaufnahme" (Bopp (2003), S.76). Bei Frauen ist diese Untersuchungstechnik jedoch "nicht besonders aussagefähig und sollte nur bei besonderer Indikation angesetzt werden" (Siegfried et al. (2005), S.84).

Das Stress-Echokardiogramm dagegen ist eine für Frauen optimale Untersuchungsmethode, um "direkt unter Belastung am Ultraschallbildschirm eine Veränderung der Sauerstoffversorgung des Herzmuskels zu erkennen" (Siegfried et al. (2005), S.83). Das "Stress-Echo" dauert etwa eine halbe Stunde. "Die Echokardiographie ist eine Routinemethode in der Diagnostik der Herz-Kreislauferkrankungen. Sie wird außerdem als Voruntersuchung vor einer Herzkatheteruntersuchung durchgeführt" (Zeilberger (2006), www.netdoktor.d/ratschlaege/untersuchungen/herzkatheter.htm)

Bei der Koronarangiographie (Herzkatheteruntersuchung) "wird über eine Leistenarterie ein Katheter ins Herz geschoben. Durch Kontrastmittelgabe wird das schlagende Herz am Röntgenbildschirm exakt darstellbar"(Siegfried et al (2005), S.196). Bei diesem Verfahren werden eventuell vorliegende Gefäßverengungen sichtbar gemacht und es können "Lage und Ausmaß der Erkrankung" (Girndt et al. (2003), S.37) eingeschätzt werden. Während der Koronarangiographie kann direkt "therapeutisch gehandelt werden: Mit einem Ballonkatheter können Engstellen aufgeweitet werden" (Siegfried et al. (2005), S.83). Auch diese Untersuchung birgt jedoch Schwachstellen. Sie ermöglicht zwar einen Blick in das Innere der Gefäße, die Gefäßwand kann man aber nicht erkennen. Die gesunden Gefäße "sind glatte Röhren", während sich die Gefäßverengung als in Form einer Sanduhr präsentiert (vergl. Larisch (14.02.2006), http://www.netdoktor.de/feature/frauen_herzinfarkt.htm). Zumindest bei Männern ist dies der typische Befund. Bei ca. 30% der Frauen mit

Beschwerden, wäre die Katheteruntersuchung ohne Befund (vergl.ebd.). Als Ursache für diesen Unterschied vermutet man, dass sich die Gefäße von Frauen insgesamt verengen und nicht nur an einer bestimmten Stelle. Diese Besonderheit kann durch die Koronarangiographie jedoch, aufgrund der nicht dargestellten Gefäßwand, nicht erfasst werden.

Mit Hilfe der vorgestellten Untersuchungsmethoden lässt sich zweifelsfrei feststellen, ob ein Herzinfarkt vorliegt bzw. statt gefunden hat.
Beim Akutfall Myokardinfarkt bleibt natürlich nicht die Zeit vor Beginn der Behandlung sämtliche Untersuchungen durchzuführen, da wie bereits erwähnt, jede Minute zählt.
Wenn auch nur der Verdacht eines Herzinfarkts besteht, "geht es in der akuten Phase allein darum, das Herz zu stützen, den Kreislauf zu stabilisieren und in einer lebensbedrohlichen Situation mit umfassenderen Maßnahmen das Leben zu retten" (Siegfried et al (2005), S.86)
Deshalb beginnt bereits im Notarztwagen die Versorgung und auch der/die Patient/in bzw. seine/ihre Angehörigen können bis zum Eintreffen des Rettungswagens bereits etwas machen.
Zuallererst muss der Notarzt alarmiert werden. Hier gilt die Devise: "Lieber einmal umsonst, als zu spät". Als angenehm wird von den meisten Patienten die Lagerung mit erhöhtem Oberkörper mit ausreichender Frischluftzufuhr empfunden. Die Verabreichung von Acetylsalicidsäure (ASS, Aspirin) hat eine blutverdünnende und gerinnungshemmende Wirkung und kann helfen ein bestehendes Gerinnsel zu lösen bzw. nicht zu vergrößern. Bei bereits bekannten Herzkrankheiten befindet sich oft schon früher verordnetes Nitrospray oder Nitrokapseln im Haus, das als Erste-Hilfe-Maßnahme verabreicht werden kann.
Die Sofortmaßnahmen im Krankenwagen sind:
- Zufuhr von Nitrospray oder Nitrokapseln (später Dauerinfusion)
- Verabreichung von Beruhigungs- oder Schmerzmittel (schnelle Stressreduktion senkt den Sauerstoffverbrauch des Herzens)
- Sauerstoffgabe über eine Nasensonde
- konstante EKG-Überwachung, um sofort eintretende

Herzrhythmusstörungen zu erkennen und behandeln zu können (vergl. Siegfried et al. (2005), S.87).

Der Defibrillator ist bei Infarktverdacht im Rettungswagen in ständiger Betriebsbereitschaft damit ein eventuell auftretendes Kammerflimmern umgehend geschockt werden kann.

Da die Ausrüstung im Rettungswagen auf erste lebensrettende Maßnahmen im Notfall ausgerichtet ist und bei Herzinfarkten eine Reihe von Komplikationen auftreten können, werden Patienten mit dem Verdacht auf einen akuten Herzinfarkt in das nächstgelegene Krankenhaus gebracht. Auf die Behandlung des akuten Myokardinfarkts wird im Folgenden eingegangen.

4.3 Behandlung

Nach der Diagnosesicherung muss möglichst schnell mit der Beseitigung der Gefäßverstopfung begonnen werden, damit weitere Schäden vermieden und eine gute Durchblutung wieder hergestellt werden können. Je nach Zeitspanne zwischen den ersten Symptomen und dem Beginn der Behandlung werden unterschiedliche Verfahren angewendet.

Die Thrombolyse nutzt bestimmte Enzyme, die Blutgerinnsel auflösen können, um den Infarkt möglichst klein zu halten. Wenn der Weg in die Klinik recht lang ist (über 20 Minuten) und es keinen Zweifel an einem Herzinfarkt gibt, sollte die Lyse bereits im Notarztwagen begonnen werden (vergl. Girndt et al. (2003), S.67). Über das Zeitfenster in dem die Lyse eingesetzt werden kann und soll, variieren die Angaben in der Literatur. Während Bopp ein Fenster von 90 Minuten bis maximal zwei bis drei Stunden nach dem Infarkt vorgibt (S.145), sind es bei Girndt die ersten fünf Stunden nach Beginn des Infarkts (S.67) geöffnet und bei Eberhard-Metzger sogar sechs Stunden (S.51).

Die perkutane transluminale Koronarangioplastie (PTCA), auch Ballondilatation oder Ballonaufdehnung genannt ist "mittlerweile ein recht risikoarmer Routineeingriff" (Girndt et al. (2003), S.55), bei dem durch den

Druck des Ballons die Ablagerungen "an der Gefäßwand platt gedrückt und später vom Körper abgebaut werden" (ebd.) können.

"Besteht die Möglichkeit innerhalb von zwei Stunden nach dem Infarkt eine PTCA durchzuführen, bestehen eindeutig die besten Überlebenschancen (...) Wenn eine PTCA in vertretbarer Zeit nicht möglich ist, wird erst einmal das Blutgerinnsel in den Herzarterien mit Medikamenten aufgelöst (Lysetherapie). (...) Eine PTCA ist aber auch noch im Anschluss an die Lysetherapie sinnvoll beziehungsweise unbedingt notwendig, wenn die Lyse nicht erfolgreich war" (Bopp (2003), S.144).

Bei der PTCA wird mit Hilfe eines Katheters ein Ballon an die verengte Stelle des Herzkranzgefäßes gebracht und durch Luftzufuhr "aufgepumpt". Diese Erweiterung wird oft mit einem Stent (Drahtprothese/Drahtgeflecht) abgestützt. Der Stent ist zudem oft mit einem gerinnungshemmenden Medikament beschichtet (vergl. Siegfried et al.(2005), S.88).

Im Gegensatz zu den bisher genannten "kleinen" invasiven Maßnahmen, ist die Bypassoperation eine "richtig große" Operation unter Vollnarkose. Bei dieser Operation wird aufgrund einer verschlossenen Arterie eine "Umleitung" (Bypass) gelegt, also eine "Ersatzarterie am Herzen eingesetzt" (Girndt et al.(2003), S.56). Aufgrund der Risiken einer Operation am offenen Herzen wird der Bypass nur bei besonderer Indikation durchgeführt. Dies ist dann der Fall, wenn sämtliche andere Therapiemittel ausgeschöpft sind, mehrere Koronararterien betroffen, der Hauptstamm oder große Kranzarterien verengt, mehrere Verengungen in einer Arterie vorhanden sind und sich bei Belastung eine ausgedehnte Mangeldurchblutung festgestellt wird (vergl. Girndt et al.(2003), S.56). Bei der Bypassoperation wird eine Bein- oder Brustarterie entnommen und am Herzen eingefügt.

Auch bei der Bypassoperation gibt es geschlechtsspezifische Unterschiede, die sich hier aber nicht auf die "Wirksamkeit" beziehen, da die Langzeitergebnisse für Männer wie Frauen positiv sind, sondern auf die Indikation und Umsetzung. Da die Herzkranzgefäße bei Frauen dünner und feiner als bei Männern sind erfordert eine Bypassoperation größtes Geschick des Operateurs. Frauen sollten sich also besonders gut informieren, wo sie diesen Eingriff vornehmen lassen möchten (vergl. Bopp (2003), S.114).

Im Anschluss an diese Akutbehandlung wird bereits im Krankenhaus mit den
ersten Schritten der Rehabilitation begonnen. Diese bestehen aus
Bewegungsübungen zur Mobilisierung des Körpers und des Kreislaufs und
einer medikamentösen Behandlung zur Unterstützung derselben. Diese
beschränkt sich zumeist nicht auf eine überschaubare Zeit, sondern muss
dauerhaft weitergeführt werden. Zunächst werden Gerinnungshemmer,
Betablocker (zur "Ökonomisierung des Sauerstoffverbrauchs im Herzmuskel"
(Siegfried et al.(2005), S.90)) und Nitrate ("zum Weitstellen der
Koronararterien" (ebd.)) verabreicht. Darüber hinaus werden weitere
Medikamente zur Behandlung der dem Herzinfarkt zugrunde liegenden
Krankheiten verabreicht. Dies beinhaltet zum Beispiel die Einstellung eines
Diabetes und die Absenkung von vermutlich erhöhten Blutfettwerten durch
Lipidsenker (vergl. Siegfried et al. (2005), S.90-91).

4.4. Rehabilitation

Nach der Entlassung aus dem Krankenhaus wartet auf die meisten Patienten
die schwerste Prüfung. Sind sie in der Lage den Alltag zu meistern,
vorhandene Risikofaktoren zu beseitigen und in eine herzgesunde Zukunft zu
starten?
Um diese "Prüfung" nicht allzu schwer werden zu lassen ist eine
Rehabilitationsmaßnahme zur Eingewöhnung an einen neuen Lebensstil
sehr empfehlenswert für beide Geschlechter.
"Im Prinzip hat jeder Patient nach einem Herzinfarkt Anspruch auf eine
Anschlussheilbehandlung (AHB) in einer qualifizierten Rehabilitationsklinik,
die durchschnittlich drei Wochen dauert. Die Kosten übernehmen die
Rentenversicherungen oder Krankenkassen" (Girndt et al. (2003), S.69).
Nach der Durchführung diagnostischer Untersuchungen aufgrund derer die
therapeutischen Maßnahmen ausgearbeitet und durchgeführt werden, findet
eine umfassende Aufklärung und Beratung bezüglich individueller
Risikofaktoren und anstehender Lebensstiländerungen statt (vergl. Girndt et
al (2003), S.69-70). Nicht zu unterschätzen ist die Möglichkeit sich mit

anderen Herzpatienten auszutauschen, über das eigene Leben nachzudenken und psychologische Betreuung erfahren zu können. Zahlreiche Kurse und Seminare (Raucherentwöhnung, Stressbewältigung, Ernährungsberatung, Herzsport) runden das Therapieprogramm ab. Viele Kliniken bieten heutzutage auch ambulante Rehabilitation an. Ziel ist es "den Grundstein für ein neues Leben mit einem gesünderen Lebensstil zu legen" (Girndt et al. (2003), S.70).

Die Teilnahme an Rehabilitationsmaßnahmen hat sich als sehr erfolgreich und hilfreich für Herzinfarktpatienten erwiesen.

Wie nicht anders zu erwarten war, zeigen sich auch hier geschlechtsspezifische Unterschiede, jedoch nicht in der Wirksamkeit der Maßnahme, sondern in der Teilnahmebereitschaft.

Frauen sind eklatant unterrepräsentiert, die Zahlen variieren jedoch bei verschieden Quellen: bei Siegfried und Müller-Schubert werden Frauen als Rehapatienten mit ca. 10% angegeben (S.100), während Girndt et al. schreiben, dass sich etwa 40% der Patientinnen (im Vergleich zu ca. 80% der Männer) für eine AHB entscheiden (S.70).

Die Gründe für die geringere Teilnahmebereitschaft von Frauen an rehabilitativen Maßnahmen sind bis heute nicht abschließend geklärt.

"Es wird vermutet, dass:

- Frauen durch die Schwere der Erkrankung verunsichert und verängstigt sind und lieber bei der Familie bleiben möchten.

- Frauen schwerer erkrankt und daher für die Rehaklinik nicht ausreichend belastbar sind.

- Frauen sofort wieder ihren Haushalt versorgen müssen.

- Frauen als Mitversicherte in der Krankenkasse des Mannes schlechter versorgt sind" (Siegfried et al. (2005), S.100-101).

Der in dieser Aufzählung dritte Punkt wird auch von diversen anderen Quellen als Hauptgrund ausgemacht. Vor allem in Kombination mit Schuldgefühlen und mangelndem Vertrauen in die Familie bzw. den Partner (Männer empfinden eine herzkranke Frau eher als Belastung und kümmern sich weniger als es die Frau im umgekehrten Fall macht) (vergl. Bopp (2003),

Meyer (1987), Girndt et al. (2003)).

Viele Frauen empfinden den Herzinfarkt als "persönliches Versagen - und das wird ihnen von der Umwelt auch oft vermittelt" (Bopp (2003), S.87) und wollen nicht zu viel "Aufhebens" (ebd.) um die Krankheit und sich machen. Oft werden sogar begonnene Rehabilitationsmaßnahmen oder Kuren wieder abgebrochen (ebd.), um nicht so viel Aufmerksamkeit auf sich zu konzentrieren.

Männer dagegen sehen in einem Infarkt eher "die Quittung für zu viel und zu harte Arbeit oder besonderen Einsatz im Beruf" (ebd.) und sind dadurch besser in der Lage den Infarkt psychologisch zu verarbeiten.

5. Fazit

Abschließend lässt sich sagen, dass ich das Thema Herzinfarkt bei Frauen und darauf bezogene frauenspezifische Aufklärung für unwahrscheinlich wichtig halte.

Neben den Informationen, die ich im Laufe dieser Arbeit gesammelt habe und den harten Fakten, die das Ungleichgewicht zwischen Männern und Frauen in sämtlichen Stadien der Erkrankung aufzeigen, zeigte auch eine Befragung in meinem persönlichen Umfeld, dass mehrheitlich die Gefahr eines Herzinfarkts für Frauen unterschätzt bzw. gar nicht wahrgenommen wird.

Es gibt inzwischen gute Möglichkeiten Frauen aller Gesellschaftsebenen mit speziell auf sie abgestimmten Informations- und Aufklärungskampagnen zu erreichen.

Neben Aktionstagen oder auch -wochen, wie zum Beispiel bei der Frauengesundheitswoche der Stadt Syke, die dieses Jahr vom 12.-18.02.2006 stattfand und das Herz zum Thema hatte, gibt es Zeitschriften, wie zum Beispiel die "Frau im Trend", die jede Woche in der Rubrik Medizin Krankheiten und/oder Behandlungsmethoden vorstellen, zum Beispiel das Thema "Herzinfarkt" (Ausgabe Nr. 6 vom 04.02.2006). Auch Gesundheitsmagazine im Fernsehen sorgen für ein verbessertes Gesundheitsbewusstsein und eine großflächige Bekanntmachung von

Risiken.

All diese Maßnahmen sind gut geeignet, um Frauen auf diese besondere Problematik aufmerksam zu machen und sollten dringend ausgeweitet werden. Auch sollte stets nach weiteren Aufklärungspotenzialen Ausschau gehalten werden.

Die Zahlen zeigen deutlich, dass noch enormer Informationsbedarf herrscht.

Literaturverzeichnis

Bopp, Annette (2003): Von Herzinfarkt bis Schlaganfall -Risiken und
Vorboten erkennen - Die Behandlung verstehen - Herzgesund leben: Stiftung
Warentest, Berlin

Brikada Magazin für Frauen (18.02.2006):
http://www.brikada.de/cgi-bin/con.cgi?action=pub&id=543&channel=Gesundh
eit, Bad Wörishofen

Cheers, Gordon/Olds, Margaret (2004): Anatomica -Körper und Gesundheit-
Das komplette Nachschlagewerk, deutsche Ausgabe: KÖNEMANN in der
Tandem Verlag GmbH, Königswinter

Deutsche Angestellten Krankenkasse (Hrsg.) (o.Jahr): Herz und Kreislauf -
Was sie über Erkrankungen und Therapien wissen sollten: Studio Szczesny,
Hamburg

Deutsche Gesellschaft für Endokrinologie e.V. (16.02.2006) auf Innovations-
Report
http://www.innovations-report.de/html/berichte/medizin_gesundheit/bericht-42
50.html

Deutsche Gesellschaft für Kardiologie - Herz- und Kreislaufforschung e.V.
(15.02.2006): http://www.dgk.org/, Düsseldorf

Deutsche Herzstiftung e.V. (15.02.2006): http://www.herzstiftung.de/,
Frankfurt am Main

Deutsche Seniorenliga e.V. (2005): Frauenherzen schlagen anders,
MedCom Publishing, Bonn (10.02.2006): http://www.dsl-frauenherzen.de/

Deutsches Herzzentrum (13.02.2006):

http://www.dhzb.de/chirurgie/gim/index.htm, Berlin

Eberhard-Metzger, Claudia (2004): Herz in Gefahr? Ursachen, Prävention, Therapie - Ergebnisse der Herzkreislaufforschung: FIBO Druck und Verlags GmbH, Neuried für das Bundesministerium für Bildung und Forschung (BMBF)

Exel, Wolfgang/Maier, Karl (2004): Medizinische Fachausdrücke von A-Z, Lizenzausgabe der RM Buch und Medien Vertrieb GmbH: Tosa Verlag in der Ueberreuter Print & Digimedia GmbH, Wien

Girndt, Thilo/Heimann, Dierk/Vogel, Gunther (2003): Hilfe! Infarktrisiko: VGS Verlagsgesellschaft, Köln

Hüting, Jürgen, (13.02.2006): http://www.cardiologe.de/index_extern.html?/patient/inhalt.html, Bad Oeynhausen

Initiative Frauenherz,(10.02.2006): www.frauenherz.info/default.asp, Frankfurt am Main

Karoff, Martin (2003): Herz-Kreislauf-Erkrankungen am Beispiel der koronaren Herzkrankheit und des akuten Myokardinfarkts, In: Schwarz, Friedrich Wilhelm/Badura, Bernhard/Busse, Reinhard et al. (Hg.): Das Public Health Buch - Gesundheit und Gesundheitswesen, 2.Auflage: Urban & Fischer Verlag, München, Jena, S.566-576

Koordinatinsstelle Frauen und Gesundheit NRW (2005): informiert! Nr. 9: die copiloten, Köln

Larisch, Katharina, (14.02.2006): http://www.netdoktor.de/feature/frauen_herzinfarkt.htm, München

Meyer, Katharina (1987): Psychosoziale Faktoren und somatische Risikofaktoren in der Ätiologie des Herzinfarktes bei Frauen: Hartung-Gorre Verlag, Konstanz

Siegfried, Ingeborg/Müller-Schubert, Antje (2005): Der gesunde Herzschlag - Herzerkrankungen bei Frauen, 1. Auflage: Wilhelm Goldmann Verlag, München

SPD Nordrhein Westfalen Abschlussbericht der Enquetekommission "Zukunft einer frauengerechten Gesundheitsversorgung in NRW" (13.02.2006): http://www.spd-fraktion.landtag.nrw.de/.net/DGDPDCDPGQQPVZYVQDGYC KZ/html/7750/welcome.html, Düsseldorf

Standenat, Sabine, (19.02.2006): http://www.standenat.at/artikel/herzinfarkt.htm und http://www.standenat.at/artikel/leben-nach-infarkt.htm, Wien

Wollschläger, Helmut/Ruch, Jörg (2001): Aktiv gegen Herzinfarkt und Schlaganfall - Gesünder leben und Spaß dabei haben: Hirzel Verlag, Stuttgart

Wormer, Eberhard J./Bauer, Johann A. (2004): Medizin und Gesundheit - Neues großes Lexikon, Sonderausgabe für Heinz Lingen GmbH & Co.KG: Lingen Verlag, Köln und R. Oldenbourg, Kirchheim/Heimstetten

Zeilberger, Karlheinz (14.02.2006): http://www.netdoktor.de/ratschlaege/untersuchungen/herzkatheter.htm, München